NOTICE

SUR

LES EAUX MINÉRALES

ACIDULES-FERRUGINEUSES

DE

S.ᵗᵉ-MAGDELAINE DE FLOURENS,

PRÈS TOULOUSE;

Par G. Cany,

Docteur en médecine, Médecin-Inspecteur des Eaux minérales de Flourens, Secrétaire du *Prima Mensis* de la Société de médecine de Toulouse, Médecin de la Maison de Charité de la Paroisse de St-Nicolas, Membre Correspondant de la Société médicale d'Émulation de Paris, de la Société de médecine pratique de Montpellier, de la Société royale de médecine de Marseille, etc.

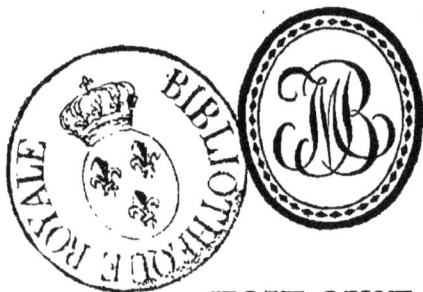

TOULOUSE,

DE L'IMPRIMERIE DE BENICHET CADET,

RUE DE LA POMME, N.º 28.

1824.

A Monsieur

Le Docteur Double,

Membre de la Commission pour les Eaux minérales de France établie auprès de son Excellence le Ministre de l'Intérieur ; Membre de l'Académie Royale de Médecine de Paris, etc. , etc.

Monsieur,

Les bontés particulières dont vous avez bien voulu m'honorer m'ont fait contracter envers vous la dette de la reconnaissance.

En vous priant d'agréer la Dédicace de la Notice que je publie sur les Eaux Minérales de S.ᵗᵉ-MAGDELAINE DE FLOURENS, dont le Gouvernement m'a confié l'inspection, je satisfais à un devoir qu'il m'est bien agréable de remplir.

Je ne pouvais mieux faire pour la prospérité de cet Etablissement Royal, auquel vous prenez intérêt, que de publier sous vos auspices le Livre qui doit faire connaître ses vertus médicinales.

G. CANY.

NOTICE

SUR

LES EAUX MINÉRALES

ACIDULES-FERRUGINEUSES

DE

S.ᵗᵉ-MAGDELAINE DE FLOURENS,

PRÈS TOULOUSE.

La plupart des sources d'eaux minérales connues se trouvent au sein des pays montagneux, dans des lieux sauvages, inhabitables pendant une grande partie de l'année à cause des neiges qui les couvrent. Cependant, libre et ennemie de toute règle particulière, la nature nous offre parfois ces eaux salutaires au milieu des plus fertiles contrées, dans les positions les plus riantes et les plus agréables; c'est ainsi que cette parfaite ouvrière s'est comportée pour les eaux minérales de *Sainte-Magdelaine de Flourens.*

Ces eaux sourdent dans l'une des communes les plus riches du département de la Haute-Garonne, à une lieue un quart environ sud-est de Toulouse, très-près de la grande route de cette ville à Castres, dans un petit vallon allongé

formé par deux côteaux couverts de chênes, sé-
parés au nord-est, dans une étendue de cinq
cens mètres, par une double allée de peupliers,
se rapprochant ensuite au sud-est pour former
une gorge dont les côtés doucement inclinés,
pourvus de petits sentiers sinueux, offrent un
bois touffu d'un aspect très-pittoresque. C'est
vers le milieu de ce joli vallon que s'élève la
belle fontaine de *Sainte-Magdelaine*, à laquelle
on arrive par plusieurs avenues garnies de deux
rangées d'arbres.

Avant la construction des bassins et du mo-
nument religieux que M. Lefebvre a fait ériger
en l'honneur de sa fontaine médicinale, les eaux
étaient reçues dans une fosse, creusée au pied
du côteau qui regarde le sud-est, ornée seulement de quelques plantes qui croissaient à ses
alentours. C'est dans ce modeste réduit que la
Naïade de Flourens vivait retirée depuis un
grand nombre d'années sous le nom de FONT-
ROUGE, épithète que les habitans de la contrée lui avaient donnée à cause de la couleur
rouille de sa robe; comme s'ils avaient voulu par-
là avertir les hommes instruits dans les sciences
naturelles des vertus qu'elle possédait.

La source de Font-Rouge était encore dans
un état de nullité parfaite en 1821, lorsque le
hasard qui me conduisit à cette époque sur la
propriété de M. Lefebvre, à Flourens, me mit

à même d'entrevoir les qualités ferrugineuses des eaux, ce que je reconnus ensuite au moyen de quelques réactifs.

Dès ce moment, songeant à l'utilité que l'art de guérir pouvait retirer de cette découverte, et considérant surtout les avantages qu'un établissement d'eaux ferrugineuses, situé aux portes de Toulouse, offrirait aux habitans de cette grande cité, je fis part de mes vues à M. Lefebvre sur les espérances que semblait promettre sa fontaine minérale, et je l'engageai vivement à faire procéder à une analyse complète.

M. Magnes jeune, pharmacien à Toulouse, voulut bien se charger de ce travail. Ce chimiste prouva par ses expériences, dont les détails ont été publiés, que les eaux de Font-Rouge contenaient, entr'autres substances médicamenteuses, du gaz acide carbonique libre et du carbonate de fer, dans les proportions nécessaires pour les rendre médicinales.

Mais il ne suffisait pas d'avoir reconnu par l'analyse chimique les qualités médicinales des eaux minérales de Flourens; il fallait encore, avant de les faire admettre dans la thérapeutique, interroger l'expérience sur leurs vertus. Ainsi je commençai à les employer chez quelques personnes atteintes de maladies atoniques, affections dans lesquelles les eaux ferrugineuses sont particulièrement indiquées, et les bons effets que j'en obtins furent également reconnus par plusieurs médecins de Toulouse, qui voulurent bien répéter mes expériences dans leur pratique particulière et m'instruire des résultats.

Il ne manquait plus alors à M. Lefebvre que le concours de l'autorité pour faire jouir ses compatriotes des bienfaits de sa fontaine médicinale; aussi M. le baron de Saint-Chamans, alors préfet du département de la Haute-Garonne, nomma en 1822 une commission composée de MM. Duffourc, Lafon-Gouzy, Pailhés, Lamothe et Tarbés, tous médecins ou pharmaciens distingués de Toulouse, à l'effet de procéder à l'analyse authentique des eaux de *Sainte-Magdelaine de Flourens*, nom donné depuis peu à la source de Font-Rouge.

Messieurs les commissaires opérèrent avec l'eau prise dans le bassin de pierre de la fontaine de *Sainte-Magdelaine*, et le résultat de leur opération fut à-peu-près le même que celui que M. Magnes avait obtenu avec l'eau recueillie au moment où elle jaillissait de la source (*), ce qui

---

(*) Quelque soin que l'on ait apporté dans l'analyse d'une eau minérale, il n'a pas encore été possible de connaître très-exactement tous les principes qui entrent dans sa composition, encore moins de déterminer au juste les quantités de ces mêmes principes, ce qui tient à l'insuffisance des réactifs connus jusqu'à ce jour, et aux pertes

anéantit les prédictions défavorables de quelques personnes, trop promptes à juger, qui avaient annoncé que la construction de la fontaine devait, sinon détruire, au moins considérablement altérer les principes médicamenteux de l'eau (*).

---

variables et inévitables qui proviennent de l'exécution des procédés opératoires. Voilà pourquoi les analyses répétées des eaux d'une même source n'ont jamais produit des résultats parfaitement semblables, et ne nous ont fourni que des données très-incertaines sur leur véritable nature. Mon opinion est fondée sur l'observation suivante que chacun peut vérifier. Si l'on compose une eau minérale avec les mêmes principes que l'analyse a fait isoler de l'eau minérale naturelle, et que l'on soumette deux individus, dans des conditions à-peu-près semblables, l'un à l'action de l'eau minérale naturelle, et l'autre à l'action de l'eau minérale artificielle, on observera que celui qui aura fait usage de l'eau naturelle éprouvera des phénomènes sensibles des effets de cette boisson, tandis que celui qui aura bu une égale quantité de l'eau minérale artificielle, n'aura encore ressenti rien ou presque rien de semblable : preuve incontestable que l'art ne saurait imiter la nature ni dévoiler ses secrets.

(*) Immédiatement après la construction des canaux et des bassins de la fontaine de *Sainte-Magdelaine*, l'eau qui sortit par le robinet fut insensible à l'action de la teinture de noix de galle. Séjournant pendant quelque temps dans un lit formé de matériaux composés en grande partie de chaux, l'eau était dépouillée par cette substance de l'excès d'acide carbonique qui tenait le fer en

Dès-lors, persuadé que les eaux minérales de Flourens pouvaient rendre d'importans services à l'humanité, Monsieur le Préfet provoqua la décision de Son Excellence le Ministre de l'Intérieur, du 31 mai 1823, qui a autorisé M. Lefebvre à exploiter la source ferrugineuse de *Sainte-Magdelaine*, et a désigné un médecin pour veiller à sa conservation et inspecter l'administration médicale de l'eau.

Tel est l'aperçu historique de la fontaine médicinale de Flourens, jusqu'au jour où Sa Majesté a daigné lui ouvrir la porte d'une nouvelle existence en l'honorant de sa protection spéciale. Les cures nombreuses qu'elle a déjà opérées prouvent qu'elle était digne de la confiance du Gouvernement, et que l'établissement dont elle forme la base répondra pleinement à son attente.

---

dissolution, ce qui donnait lieu incessamment à la précipitation de ce minéral. Ce phénomène dura jusqu'à ce que les réservoirs de la fontaine eurent été entièrement saturés d'acide, c'est-à-dire pendant quinze jours environ. Après ce laps de temps, l'eau eut repris ses qualités primitives, qu'elle a conservées depuis sans interruption.

EXPOSÉ

DES PROPRIÉTÉS PHYSIQUES

DES EAUX MINÉRALES DE S.ᵗᵉ-MAGDELAINE.

L'eau de *Sainte-Magdelaine* est reçue dans un petit bassin en pierre clos en maçonnerie, d'où on la retire au moyen d'un robinet en fer. Une matière ocracée recouvre l'intérieur du bassin, ainsi que le lit du canal de fuite. Lorsqu'on vide le réservoir l'eau sort d'abord limpide, ensuite elle prend une couleur roussâtre, et entraîne parfois des flocons jaunâtres de carbonate de fer. La source fournit environ deux cens litres d'eau en vingt-quatre heures; on ne l'a jamais vue tarir, ni être moins abondante, même lorsque les sources d'eau douce de la commune étaient à sec. Aucun ruisseau ni aucune rivière n'existent aux environs (*). Le fossé

(*) On a trouvé depuis peu deux sources d'eau acidule-ferrugineuse dans le même vallon, au-dessus de celle de *Sainte-Magdelaine*, à quarante ou cinquante mètres de distance l'une de l'autre. Ces sources, quoique de même nature, varient par la richesse de leurs principes; l'une

dans lequel se rendent toutes les eaux super-
flues présente les plantes, les insectes et les ani-
malcules que l'on observe communément dans
les fossés remplis d'eau ordinaire.

La température de l'eau minérale, le 13 août
1821, à six heures et demie du matin, était de
12° thermomètre R.; celle de l'atmosphère, à
la même heure et à l'ombre, donnait 10° 1/4.
A deux heures de l'après-midi le même thermomètre marquait à l'air et à l'ombre 18° 1/4,
et dans l'eau 14°. A sept heures du soir la température atmosphérique était de 15° 3/4; celle
de l'eau de 13° 3/4.

La pesanteur spécifique de l'eau minérale
prise à l'aréomètre de Nicolson est de 1,00062.
Lorsque l'acide carbonique s'en est dégagé par
l'exposition à l'air, sa pesanteur se porte à 1,00135.

L'eau de *Sainte-Magdelaine* est fraîche et
limpide au moment où elle sort de la fontaine;
elle a une odeur et une saveur ferrugineuses
très-prononcées, et laisse sur la langue et les

---

surtout est très-chargée de fer et de gaz acide carbonique.
M. Lefebvre se propose de les faire recueillir incessamment, afin de pouvoir offrir aux personnes qui viendront
séjourner dans son établissement des qualités d'eaux qui
s'adaptent à tous les tempéramens et aux divers états
de la même maladie.

parois de la bouche une astriction bien manifeste : toutefois elle n'est pas désagréable à boire.

Exposée à l'air atmosphérique cette eau se recouvre d'abord d'une pellicule irisée; ensuite elle perd sa clarté et prend une couleur rougeâtre dans l'espace de quelques heures. Recueillie dans des vases que l'on a soin de fermer hermétiquement, elle conserve plus long-temps sa transparence; mais elle la perd au bout de douze à quinze heures, et après une journée environ elle n'a plus ni goût ni odeur métalliques : on trouve alors au fond des vases un sédiment ocracé (*).

La terre de transition prise aux alentours de la fontaine est de nature argilo-calcaire; on y trouve aussi une petite quantité de fer et de

---

(*) Afin de faciliter aux habitans de Toulouse les moyens de prendre les eaux de Flourens à domicile avec toutes ou presque toutes leurs propriétés médicinales, M. Lefebvre a établi un service régulier pour faire transporter, chaque matin, au bureau du dépôt de ces eaux, rue Saint-Étienne, maison Chaptive, la quantité d'eau qui a été demandée la veille. De cette manière les malades reçoivent les eaux de *Sainte-Magdelaine*, dans des bouteilles cachetées, deux heures après avoir été remplies à la fontaine. La plupart des guérisons rapportées dans cette Notice ont été obtenues à Toulouse avec les eaux transportées.

magnésie. Celle du vallon et des côteaux qui le forment est composée des mêmes principes.

Le terrain de la commune de Flourens est très-montueux, ce qui fait varier fort souvent les sites. Le terroir est extrêmement fertile; il produit principalement du blé et du maïs; toutefois les autres plantes y réussissent très-bien.

Les habitans de cette contrée sont en général d'une forte constitution; leur teint est fleuri; ils sont gais, affables et portés au travail; ils ne sont affligés par aucune maladie endémique.

L'habitation destinée à recevoir les personnes qui se rendent aux eaux de *Sainte-Magdelaine*, et où les propriétaires de cet établissement font leur résidence, est située sur un plateau spacieux et élevé, à une très-petite distance de la fontaine, et à un quart d'heure en deçà du village de Flourens. Elle est grande, commode et bien aérée; elle a deux façades; l'une exposée au nord-est donne sur une vaste terrasse d'où l'on découvre une étendue de pays de trois lieues environ. On distingue au nord l'oratoire de la *Magdelaine* entouré d'arbres de tous côtés, et à l'est le petit village de Mons bâti en amphithéâtre sur le revers d'une colline.

L'autre façade tournée vers le sud-ouest borde un parterre d'où l'on jouit de l'un des plus beaux points de vue du département. Un vaste et riche pays se déroule aux yeux de l'observateur : il y admire tour à tour l'état de prospérité de notre agriculture, la belle fécondité de notre sol, les rivières et les canaux qui l'arrosent; et après avoir promené ses regards sur les villages et les innombrables habitations qui s'y trouvent répandus, il s'élève par degrés de colline en colline jusqu'aux monts Pyrénées dont les sommets argentés se dessinent vivement à l'horizon dans une étendue de près de quarante lieues, ce qui donne beaucoup de grandeur et de magnificence à cette partie du tableau. La vue se perd ensuite du côté de l'ouest sur les plaines immenses de la fertile Gascogne.

Les alentours de cette maison ajoutent encore par leur genre de culture aux avantages de sa position; mais ce qui plaît le plus, c'est une vigne close, de dix arpens, coupée en divers sens par de belles allées d'arbres fruitiers, parsemée de cabinets de verdure, laquelle communique avec la grande terrasse, et conduit jusqu'aux environs de la fontaine de *Sainte-Magdelaine*, ce qui rend cette promenade très-agréable aux buveurs.

L'eau destinée aux besoins de la maison est prise dans un puits fort abondant situé sur la terrasse. Cette eau est très-limpide et légèrement ferrugineuse, par conséquent plus propre que l'eau commune à activer le travail de la digestion.

RÉSUMÉ

DE L'ANALYSE CHIMIQUE

DES EAUX MINÉRALES DE S.^{TE}-MAGDELAINE.

L'ANALYSE des eaux de *Sainte-Magdelaine* ayant été faite et publiée par M. Magnes jeune en 1821, je me bornerai à faire connaître seulement le résumé du travail de Messieurs les membres de la commission nommée par Monsieur le Préfet du département de la Haute-Garonné, pour analyser l'eau de cette fontaine, exécuté le 14 août 1822, duquel il résulte ce qui suit.

Examen de l'eau par les réactifs, en sortant de la source.

Le sirop de violettes a été verdi.

La teinture de tournesol a été sensiblement rougie.

Le papier coloré avec le tournesol a été également rougi; la couleur bleue a reparu par son exposition à l'air.

L'eau de chaux a occasionné un précipité abondant, floconneux, d'un blanc roussâtre, que l'acide muriatique a dissout avec effervescence.

L'ammoniaque liquide a produit un léger précipité blanc nébuleux.

La teinture de noix de galle a fait prendre à l'eau une couleur lie de vin, qui est devenue ensuite d'un noir violacé par son exposition à l'air et au soleil.

Le prussiate de potasse a donné une couleur bleue qui a augmenté par l'addition d'une goutte d'acide muriatique.

L'hydrogène sulfuré n'a produit aucun changement.

Le nitrate d'argent a produit un précipité lourd caillebotté, d'un blanc sale, sur lequel l'acide nitrique n'a eu aucune action, mais qui s'est dissout en entier dans l'ammoniaque caustique, et qui par son exposition à la lumière est devenu d'un gris violacé.

L'oxalate d'ammoniaque a occasionné un précipité blanc nébuleux et abondant.

Le muriate de baryte a donné lieu à une petite quantité de précipité blanc.

Le sous-acétate de plomb a produit un précipité blanc très-abondant.

L'acide sulfurique a rendu l'eau d'une transparence parfaite, et a occasionné le dégagement de quelques bulles

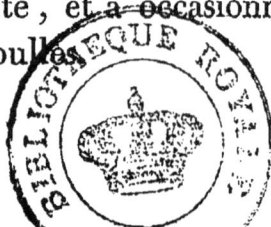

2

Le sulfate de fer a donné à l'eau, quelque temps après son immersion, une couleur jaunâtre, et quelques instans après il s'est formé des flocons d'un jaune ocracé.

Les boues de couleur ocracée, prises dans le fuyant de l'eau de la fontaine, ont été traitées par l'acide muriatique. Quelques gouttes de prussiate de potasse mêlées au liquide filtré ont fait naître un précipité bleu foncé abondant.

Ces mêmes boues mêlées avec de la noix de galle en poudre ont pris une couleur lie de vin.

Examen de l'eau bouillie et filtrée, par les mêmes réactifs.

Le nitrate d'argent et le muriate de baryte ont eu sur l'eau qui avait bouilli une action égale à celle produite sur l'eau naturelle.

Le sirop de violettes, l'ammoniaque liquide, l'oxalate d'ammoniaque, ont produit dans l'eau bouillie le même effet que dans l'eau prise au sortir de la source, mais infiniment moins marqué.

La teinture de tournesol, l'eau de chaux, la teinture de noix de galle, le prussiate de potasse, l'acide sulfurique et le sulfate de fer ont été sans action.

Résultat des opérations.

La commission a reconnu, 1.º Que l'eau mi- nérale de *Sainte-Magdelaine de Flourens* con- tient de l'acide carbonique libre, des carbonates de fer, des muriates, de la chaux, des sulfates et de l'air atmosphérique;

2.º Que 6 kilogrammes d'eau minérale ont produit, au moyen d'un appareil approprié, $0^{gr.}$ 786 d'acide carbonique, ce qui en volume donne $0^{lit.}$ 3965, c'est-à-dire environ le 15.ᵉ du volume de l'eau;

3.º Que 12,500 grammes d'eau minérale lim- pide, soumis à l'évaporation avec les précau- tions usitées, ont donné pour résidu une subs- tance d'un jaune d'ocre pesant $9^{gr.}$ 375, qui, après avoir été traitée successivement par divers agens, a fourni :

Grammes.

Muriate de soude.	2,255
Muriate de magnésie.	0,240
Matière bitumineuse ou résineuse.	0,090
Sulfate de soude.	0,882
Sulfate de chaux.	0,253
Sous-carbonate de fer. . . . . ·. .	0,938
Sous-carbonate de chaux.	3,614
Sous-carbonate de magnésie.	0,175
Silice.	0,135
Matières végétales ou étrangères.	0,123
Perte.	0,710
TOTAL.	9,375

Répartissant la perte sur chacun des corps trouvés dans ladite eau, un kilogramme de l'eau de *Sainte-Magdelaine de Flourens* contient :

Grammes.

Acide carbonique.	0,1310
Muriate de soude.	0,1935
Muriate de magnésie.	0,0208
Matière bitumineuse ou résineuse.	0,0078
Sulfate de soude.	0,0773
Sulfate de chaux.	0,0202
Sous-carbonate de fer.	0,0812
Sous-carbonate de chaux.	0,3128
Sous-carbonate de magnésie.	0,0151
Silice.	0,0117
Matière végétale.	0,0106 (*)

—————————

(*) C'est M. Tarbés, pharmacien, rapporteur de la commission, qui a eu la complaisance de me donner cet extrait de l'analyse.

EXAMEN

DES PROPRIÉTÉS MÉDICINALES

DES EAUX MINÉRALES DE S.^{TE} MAGDELAINE.

LE fer est employé en médecine dès la plus haute antiquité ; son efficacité dans le traitement de certaines maladies a été constatée par une foule de praticiens instruits. Ce médicament est du petit nombre des substances que la pharmacie et la chimie ont préparées sous mille formes diverses, et que la nature elle-même nous offre avec prodigalité dans des combinaisons variées : les sources ferrugineuses sont répandues dans presque tous les pays de la terre; la France en possède un grand nombre, quoique les départemens méridionaux soient peu pourvus de cette qualité d'eau.

Il était donc facile de présumer favorablement des vertus des eaux minérales de *Sainte-Magdelaine*, avant même de les avoir employées en médecine, puisqu'on avait des données positives sur les effets thérapeutiques des principes qui entrent dans leur composition.

Aujourd'hui il n'est plus permis de conserver des doutes à ce sujet : l'expérience clinique, seul juge compétent pour décider en dernier ressort des vertus d'un remède, ayant fait connaître les propriétés médicinales de ces eaux, on doit avec fondement assigner à la fontaine de *Sainte-Magdelaine* une place distinguée parmi les sources acidules - ferrugineuses froides de France, telles que celles de Cransac, Forges, Passy, Spa, Tarascon, Vals, etc., qui jouissent d'une réputation méritée.

En effet, ainsi qu'on l'observe pendant l'administration intérieure des eaux de ces sources renommées, l'eau ferrugineuse de Flourens prise en boisson produit dans l'économie animale deux ordres de phénomènes qui attestent hautement sa puissance médicatrice.

Les premiers se passent dans toute l'étendue du canal digestif sur lequel cette eau imprime d'abord une action excitante bien marquée, qui réveille sensiblement l'appétit et accélère le travail de la digestion, produit quelquefois des effets purgatifs en augmentant la contractilité fibrilaire des intestins, ce qui arrive principalement chez les personnes dont le ventre est paresseux, ou chez celles qui ont le tube intestinal engoué de matières, et enfin modère et arrête les évacuations diarrhoïques qui tourmentent les sujets dont l'estomac et les intestins affaiblis n'élaborent que très-imparfaitement les alimens. Certains individus très-irritables ont éprouvé des nausées passagères après avoir pris les premières doses de cette eau.

Le deuxième ordre de phénomènes s'exécute dans les secondes voies, lorsque l'eau ferrugineuse ayant été absorbée par les vaisseaux lymphatiques parcourt les routes innombrables de la circulation. Mêlé avec nos humeurs le liquide minéralisé pénètre tous les tissus, provoque par ses qualités stimulantes les oscillations de l'appareil vasculaire, réveille l'action de tous les organes, donne plus d'énergie à leurs fonctions, et rapportant dans la masse du sang une plus grande quantité de fer (*), il augmente la force de cohésion des principes constituans de ce fluide réparateur, qui, devenu riche des dépouilles de

_____

(*) Le célèbre chimiste Fourcroi a démontré dans le sang, recueilli dans l'état de santé, la présence du fer à l'état de phosphate avec excès d'oxide. Le savant Berzélius a prouvé que c'est principalement à ce principe qu'est due la coloration de cette humeur en rouge. On sait que l'état de faiblesse influe beaucoup sur la couleur du sang ; qu'il est pâle et peu consistant chez les hydropiques, les chlorotiques, etc., et que c'est aussi les personnes atteintes de maladies asthéniques qui retirent les plus grands avantages de l'emploi des eaux ferrugineuses.

l'eau martiale, satisfait mieux alors aux besoins de la nutrition, et est plus propre aussi à réparer les pertes organiques occasionnées par le double mouvement vital.

D'après ce qui précède, les eaux minérales de *Sainte-Magdelaine de Flourens* doivent jouir à un haut degré de la propriété tonique. Aussi elles produisent de très-bons effets dans les affections des voies digestives dues à un état de faiblesse de ces parties, dans les pâles couleurs, la surabondance de la lymphe, la débilité générale qui arrive à la suite des maladies de long cours, ou qui est produite par une perte abondante, d'où qu'elle provienne et quelle que soit sa nature. Ces eaux sont aussi très-efficaces contre les fleurs blanches atoniques, les catarrhes chroniques de la vessie, les incontinences d'urine occasionnées par l'inertie des voies urinaires, les engorgemens indolens des viscères du ventre, ainsi que contre les maladies scrofuleuses.

Les eaux ferrugineuses de Flourens sont bonnes aussi pour accélérer le cours de l'évacuation périodique des femmes, lorsqu'un état de langueur de la matrice retarde la marche de cette excrétion ; pour rappeler le flux menstruel, dans quelques cas de suppression, et pour le modérer lorsqu'un relâchement de l'utérus rend cette évacuation trop abondante. Ce que je viens de dire au sujet des règles peut s'appliquer également au flux hémorroïdal.

Les eaux minérales de *Sainte - Magdelaine* conviennent encore aux personnes qui, s'étant adonnées avec excès au travail de l'esprit, ont affaibli leur estomac ou quelqu'autre organe essentiel, en concentrant au cerveau des forces que la nature avait convenablement distribuées sur toutes les autres parties. Les gens de lettres, les hommes de cabinet, retireront des avantages constans de l'usage des eaux de Flourens dans ces circonstances.

Les eaux ferrugineuses ont été vantées de tout temps contre la stérilité; il n'est pas alors étonnant qu'on ait donné la vertu fécondante à celles de Flourens, et que des épouses, qui se trouvent privées des douceurs de la maternité, les aient employées dans la louable intention de se procurer ses avantages. Toutefois il n'est pas encore parvenu à ma connaissance que les espérances de ces personnes aient été réalisées, ce qui tient sans doute à ce qu'elles ne se trouvaient point dans des conditions propres à obtenir de ce moyen les effets desirés. Les eaux ferrugineuses ne peuvent en effet remédier à la stérilité que lorsque cet état dépend seulement d'un relâchement de l'utérus; alors, c'est-à-dire si cet organe se trouve depuis long-temps fournir à une perte blanche abondante, les eaux minérales ferrugineuses, après avoir redonné à la matrice sa force naturelle et tari l'écoulement, favorisent la conception.

Enfin les eaux de *Sainte - Magdelaine* conviennent dans toutes les maladies asthéniques où la principale indication est de stimuler les organes, et de redonner à leurs fonctions l'énergie qu'elles ont perdue.

Ce que je viens de dire sur les propriétés des eaux ferrugineuses de Flourens, avertit que leur administration ne saurait être applicable à tous les cas. Il n'est pas douteux qu'elles ne fussent nuisibles à beaucoup de personnes, si on les prescrivait sans discernement. Aussi il faut les faire prendre avec prudence aux individus chez qui le système nerveux est très-irritable, à ceux qui ont le tempérament éminemment sanguin, et qui sont disposées à l'apoplexie, et les interdire entièrement aux hémoptysiques, ainsi qu'aux personnes dont les maladies sont accompagnées d'une exaltation marquée des forces vitales.

RÈGLES A OBSERVER

POUR L'ADMINISTRATION

DES EAUX MÉDICINALES DE S.^{TE}-MAGDELAINE.

On prend les eaux ferrugineuses de la fontaine de *Sainte-Magdelaine* à l'intérieur seulement ; on les boit fraîches, c'est-à-dire telles qu'elles coulent à la source : la chaleur artificielle les décompose en fesant évaporer le gaz acide carbonique qui tient le fer en dissolution. Les doses, ainsi qu'on l'observe pour l'administration de tous les médicamens énergiques, doivent être relatives aux effets que l'on veut produire, et modifiées suivant l'âge, le sexe, le tempérament, les divers degrés de la maladie, etc.

Quand on fait prendre ces eaux à la source, on en donne aux adultes, d'abord deux ou trois verres ordinaires le matin à jeun, à demi-heure ou une heure d'intervalle l'un de l'autre. Deux jours après on double cette dose, dont on fait prendre la moitié dans l'après-midi, entre le déjeuner et le dîner. Enfin, au bout de quelques jours, si le cas l'exige, on augmente graduellement le nombre des verres matin et soir, et même on fait boire l'eau minérale pure ou coupée avec du vin pendant les repas.

Lorsqu'on emploie les eaux de *Sainte-Magdelaine* à Toulouse, on les fait consommer dans la matinée du jour où elles ont été tirées à la source, afin que les malades puissent, autant qu'il est possible, jouir de toutes leurs vertus. On les administre aussi par verres, à demi-heure de distance l'un de l'autre, pour ne pas fatiguer l'estomac par une trop grande quantité de boisson prise à la fois. On peut aussi les faire prendre durant le déjeuner.

Dans certaines circonstances, on fait couper les eaux ferrugineuses de *Sainte - Magdelaine* avec un tiers de lait de vache ou de chèvre, ou avec tout autre liquide capable de modérer leur action. On associe au contraire le bon vin à ces eaux quand on veut les rendre plus toniques.

Les règles que je viens d'indiquer doivent toujours être accompagnées du régime diététique approprié à chaque individu, c'est-à-dire de l'indication bien ordonnée de l'ordre des repas, de la qualité des alimens, de l'exercice, du repos, etc., moyens très - efficaces pour seconder les effets des eaux minérales.

●●●

OBSERVATIONS

De quelques maladies traitées avantageusement par l'emploi des eaux ferrugineuses de Sainte-Magdelaine de Flourens, *bues à Toulouse.*

Jusqu'au jour de la découverte de la source minérale de Flourens, on n'avait pu faire usage à Toulouse des eaux ferrugineuses naturelles avec succès, parce que ces eaux s'altérant beaucoup par un long trajet, n'arrivaient dans notre ville qu'après avoir perdu leurs qualités principales. Aussi les pharmaciens de Toulouse avaient été obligés à renoncer à tenir le dépôt de ces eaux, pour ne pas tromper la confiance des médecins et du public.

Je devais donc, avant d'administrer l'eau ferrugineuse de *Sainte-Magdelaine,* à Toulouse, m'assurer si cette eau pouvait y être employée avec avantage. Dans cette intention, je fis prendre à la source, le 1.er septembre 1821, à cinq heures du matin, dix bouteilles de l'eau minérale, avec les précautions usitées, que je fis transporter de suite à mon domicile, afin de suivre les progrès de la décomposition.

La première bouteille fut décachetée le même jour, à sept heures du matin; l'eau était limpide, et avait le goût métallique aussi prononcé qu'à la fontaine. Elle réagit parfaitement à l'action de quelques gouttes de teinture de noix de galle, et prit instantanément une belle couleur de violette, qui devint plus foncée après avoir été exposée quelque temps à l'air.

A huit, neuf et dix heures, je décachetai successivement trois bouteilles; et l'eau me fit éprouver chaque fois un goût ferrugineux, semblable à celui de la première. Elle avait la même clarté, et le même réactif donna lieu aux mêmes phénomènes.

Enfin, chaque heure suivante, jusqu'à quatre heures de l'après-midi, j'essayai l'eau des autres bouteilles, toujours avec la même teinture de noix de galle, et j'observai, à compter de la cinquième bouteille, que la couleur violette, produite par le réactif, s'affaiblit successivement d'une manière de plus en plus sensible; que la transparence de l'eau commença à s'altérer vers onze heures et demie dans les bouteilles qui n'avaient pas encore été décachetées; qu'à une heure la précipitation du fer était extrêmement sensible, et qu'à quatre heures du soir, les précipités étaient entièrement formés, et l'eau avait repris toute sa limpidité : alors elle ne possédait ni goût ni odeur métalliques, et le mélange de la teinture gallique ne produisit aucun changement.

Ces résultats me traçaient, en quelque sorte, la marche que je devais suivre, à Toulouse, pour l'administration de l'eau ferrugineuse de *Sainte-Magdelaine*. Ils me prescrivaient de faire consommer cette eau dans la matinée du jour où elle avait été tirée à la source (*). Cette règle a été observée pour tous les malades qui font le sujet des observations que je vais faire connaître.

PREMIÈRE OBSERVATION.

CHLOROSE. (*Pâles couleurs.*)

M.ᶫᶫᵉ ***, âgée de vingt ans, à Toulouse, éprouvait depuis près de deux ans un dérangement notable de la menstruation. La malade avait tous les symptômes des chlorotiques, tels que lassitudes, teint pâle et bouffi, perte d'appétit, découragement, etc. Ayant été consulté le 3 septembre 1821, je prescrivis les eaux ferrugineuses de Flourens, à domicile, à la dose d'un demi-litre chaque jour, à prendre le matin à jeun. Le premier jour elles occasionnèrent le vomissement; le second jour elles donnèrent lieu

(*) Voyez la note de la page ɪ3 de cette Notice.

à des nausées seulement ; les jours suivans elles ne produisirent aucune sensation pénible. Alors je fis élever la dose à un litre.

Après quinze jours de l'usage de ces eaux, la malade se trouva mieux; la digestion était plus facile, les selles plus régulières, le teint sembla se colorer un peu. Le vingt-cinquième jour, le flux menstruel parut; le sang était plus vermeil; il coula en plus grande quantité qu'auparavant. Dès ce moment l'appétit, les forces et la fraîcheur se rétablirent de jour en jour, et la demoiselle n'a cessé de remplir parfaitement bien toutes ses fonctions depuis cette époque. Elle a pris les eaux de *Sainte-Magdelaine* pendant deux mois.

II.ᵉ OBSERVATION.

Chlorose. (*Pâles couleurs.*)

T......, cuisinière chez M.ᵐᵉ B....., rue Croix-Baragnon, âgée de vingt-trois ans, d'un tempérament très-lymphatique, n'avait presque plus ses règles depuis environ un an. Aux époques de l'évacuation menstruelle, elle ne voyait que quelques gouttes d'un liquide séreux, légèrement teint en rouge, auxquelles succédait une perte blanche très-abondante qui durait jusqu'à la nouvelle apparition du sang. La malade avait perdu l'appétit, la fraîcheur et sa gaîté accoutumés; elle était bouffie de tout son corps, et agissait avec difficulté, ce qui l'avait rendue nonchalante, apathique; en outre, elle était devenue comme hébétée, et n'était plus apte à continuer ses occupations.

C'est dans cet état, le 20 septembre 1821, que T... commença, d'après mes conseils, à faire usage des eaux de *Sainte-Magdelaine*, à la dose de deux bouteilles par jour, qu'elle prenait pures, dans la matinée, et coupées avec un tiers de bon vin rouge à son premier repas.

Un mois après avoir entrepris ce traitement, la malade eut ses règles; elles furent plus abondantes et de meilleure qualité qu'auparavant; la perte blanche ne dura que deux ou trois jours et en petite quantité; la bouffissure avait beaucoup diminué; l'appétit était meilleur, et il sembla aussi que les fonctions de l'intelligence eussent recouvré une partie de leur énergie. Enfin, après deux mois environ d'un usage assidu des eaux ferrugineuses de Flourens, T.... eut repris l'appétit, les forces, la fraîcheur, la gaîté; les facultés de l'entendement s'exerçaient comme avant la maladie; le flux menstruel possédait les qualités convenables; la perte blanche avait disparu, et depuis ce moment la santé de T.... ne s'est pas dérangée.

III.e OBSERVATION.

Hémorragie spasmodique de la matrice.

M.lle V...., habitant à Toulouse, âgée de quatorze ans, d'un tempérament lymphatique, venait d'éprouver une croissance très-rapide, qui avait considérablement affaibli sa constitution, lorsqu'elle vit paraître ses règles pour la première fois. Cette évacuation s'accompagna de douleurs utérines pendant les premiers mois, et le sang avait une couleur très-pâle. Aux époques suivantes les douleurs prirent plus d'intensité, le sang coula très-abondamment, et la malade, obligée de rester couchée à cause de son état de faiblesse, tombait de temps en temps dans des syncopes alarmantes. M.lle V..... était devenue très-maigre et d'une susceptibilité extrême. C'est dans ces circonstances que je lui prescrivis les eaux ferrugineuses de *Sainte-Magdelaine*, à la dose d'un demi-litre, que j'élevai ensuite à celle d'un litre par jour, à prendre à jeun et aux repas. Je secondai les effets de ce remède par l'usage du régime analeptique.

Dix jours s'étaient à peine écoulés depuis le commencement du traitement, et déjà la malade avait recouvré une partie de ses forces; le pouls était remonté un peu, l'appétit était meilleur, le sommeil plus long et moins agité. Le flux menstruel revint à l'époque ordinaire ; il fut moins abondant que dans les mois précédens ; les coliques étaient aussi moins fortes, et le sang avait repris un peu de sa couleur naturelle.

Il y avait alors près d'un mois que la malade fesait usage des eaux de Flourens. Durant la continuation du même remède, sa santé se fortifia de jour en jour : à la fin du deuxième mois, M.lle V..... avait plus d'embonpoint, de fraîcheur et de forces qu'avant la maladie. Depuis cette époque l'évacuation périodique s'est constamment présentée au jour fixe, sans douleurs, et réunissant toutes les qualités desirables. Cette demoiselle n'a plus été malade.

IV.e OBSERVATION.

AFFECTION SCORBUTIQUE.

N....., veuve, âgée de quarante ans, habitant à Toulouse, d'un tempérament lymphatique, éprouva, à la suite d'un traitement mercuriel administré en frictions, tous les symptômes d'une affection scorbutique : les gencives pâles et molles suintaient une matière sanguinolente, les dents étaient grisâtres et déchaussées, l'haleine était fétide, la face décolorée, le corps trèslanguissant, le pouls petit et faible, l'appétit nul ; la malade ressentait, en outre, des douleurs au bas-ventre et aux aines, et était incommodée par une perte blanche abondante, d'une odeur infecte.

M. le docteur Galtier, médecin à Toulouse, ayant été consulté le 20 octobre 1821, mit cette femme à l'usage de l'eau ferrugineuse de *Sainte-Magdelaine*, à la dose d'une et ensuite de deux bouteilles par jour, tantôt pure, tantôt mêlée au repas avec un tiers de bon vin rouge, et il prescrivit en même temps un régime restaurant.

Les deux premiers jours l'eau minérale occasionna le vomissement ; les jours suivans elle ne donna lieu à aucune sensation pénible. Au bout d'un mois de ce traitement, la perte avait cessé, les gencives ne saignaient plus et s'étaient un peu raffermies, l'appétit, le sommeil et les forces étaient revenus. Enfin, pendant la continuation du même remède, la malade se rétablit de jour en jour, et au commencement de janvier 1822 elle avait recouvré entièrement la santé. Depuis cette époque la femme N..... n'a cessé de se bien porter, et s'est même remariée.

V.ᶜ OBSERVATION.

PERTE BLANCHE ATONIQUE.

M.ˡˡᵉ G...., âgée de dix-huit ans, demeurant à Toulouse, d'un tempérament lymphatique, était atteinte, depuis l'âge de dix ans, du vice scrofuleux et d'une perte blanche très-abondante qui avait profondément altéré sa constitution. Cette demoiselle avait été soumise, dès les premiers temps de la maladie, à plusieurs traitemens appropriés, et n'en avait retiré aucun avantage, malgré l'heureuse influence de la révolution de la puberté survenue sans orage.

C'est dans ces circonstances que M. le docteur Conté, médecin à Toulouse, prescrivit à cette malade, le 28 octobre 1821, l'usage des eaux ferrugineuses de Flourens, à la dose d'un litre par jour, dont une partie devait être bue à jeun et l'autre aux repas. Il indiqua en même temps un régime fortifiant, afin de seconder l'effet de ce remède.

Les premiers verres de l'eau minérale firent éprouver des nausées; les doses suivantes ne produisirent aucune sensation désagréable; au contraire, pendant l'emploi de cette boisson, l'appétit se réveilla, les digestions furent plus parfaites, les forces revinrent, la malade prit de

l'embonpoint, de la fraîcheur, et la perte blanche diminua si rapidement, que dans l'espace
de quinze jours elle eut entièrement cessé. Toutefois Mlle G... continua encore à prendre l'eau
de *Sainte-Magdelaine* pendant un mois envi-
ron, et depuis cette époque la perte n'a plus
reparu.

VIe OBSERVATION.

Incontinence d'urine.

P..., servante, demeurant à Toulouse, âgée de
trente-six ans, était atteinte, depuis environ un
an, d'une incontinence d'urine, survenue à la
suite d'une rétention prolongée et réitérée de
l'excrétion de ce fluide. La malade rendait l'urine
involontairement et sans douleur après qu'elle
avait été accumulée en une certaine quantité
dans la vessie.

Consulté le 30 novembre 1821, M. le docteur Galtier conseilla l'usage des eaux ferrugineuses de Flourens, à la dose d'un litre par
jour, pour tout remède. Les effets de cette boisson furent très-satisfaisans : au bout de quelques jours la malade urinait moins souvent et
maîtrisait, jusqu'à un certain point, la sortie
du liquide, et dans l'espace d'un mois elle fut
radicalement guérie de son incontinence. Toute-

fois P.... continua encore à prendre les eaux de *Sainte - Magdelaine* pendant vingt jours, afin de consolider la guérison. Il n'y a pas eu de rechute.

VII.e OBSERVATION.

Névralgie intermittente.

M. **, à Toulouse, âgé de quarante-cinq ans, d'un tempérament lymphatique, était tourmenté depuis plus de dix ans d'une douleur intermittente à l'estomac, laquelle revenait une fois par jour, rarement deux fois dans la même journée, et quelquefois tous les deux jours seulement. Chaque accès se prolongeait pendant quatre, six et huit heures, et était accompagné de vomissemens violens, plus ou moins fréquens, de matières muqueuses, ainsi que des alimens, lorsque l'attaque arrivait peu de temps après le repas. Le malade avait employé inutilement, sous la direction de M. le docteur Lamarque, tout ce que l'art indique en pareil cas, et s'était ensuite livré aux conseils de nombreux donneurs de remèdes avec tout aussi peu de succès.

Ce fut dans ces circonstances, en mai 1822, que le malade entreprit l'usage des eaux ferrugineuses de Flourens, à domicile, dont il but une bouteille chaque matin à jeun ou au repas, pendant vingt-quatre jours consécutifs.

A la quatrième bouteille les attaques s'annoncèrent avec moins de violence et furent moins longues que de coutume ; dès-lors elles allèrent toujours en diminuant jusqu'au quinzième jour, époque à laquelle les accès disparurent entièrement. Dix-huit mois après M. ** n'avait pas eu de rechute.

VIII.ᵉ OBSERVATION.

Ictère. (*Jaunisse.*)

M.ˡˡᵉ R..., modiste, âgée de dix-neuf ans, d'un tempérament lymphatique sanguin, était atteinte de la jaunisse depuis trois semaines, sans cause connue, pour laquelle les boissons adoucissantes, les diurétiques et les purgatifs doux avaient été administrés tour-à-tour sans aucun succès. Après avoir fait usage de ces divers moyens, la malade avait encore la peau et la conjonctive teintes en jaune ; elle éprouvait, en outre, beaucoup de lassitude, un dégoût prononcé pour toute espèce d'alimens, et une constipation opiniâtre. Ce fut dans ces circonstances que M. le docteur Galtier prescrivit les eaux ferrugineuses de Flourens, le 1.ᵉʳ juillet 1822, à la dose de deux, trois et quatre verres par jour.

Peu de temps après avoir commencé à prendre ces eaux, la malade éprouva une amélioration sensible : l'appétit se fit sentir un peu, les
selles furent plus fréquentes, plus colorées, et
coulèrent avec moins de difficulté. Enfin, dans
l'espace d'un mois, Mlle R... eut repris son appétit, ses forces accoutumées, et une partie de
sa fraîcheur; les organes de la digestion remplissaient parfaitement bien leurs fonctions. Cependant, la peau n'étant pas entièrement dépouillée
de la couleur ictérique, Mlle R... continua l'emploi des eaux de Flourens encore pendant dix
jours, après quoi on n'observa plus aucune trace
de jaunisse.

IXe OBSERVATION.

Perte blanche ancienne.

Mlle de ***, âgée de dix ans, demeurant à
Toulouse, d'un tempérament lymphatique, était
atteinte, depuis les premiers mois qui suivirent
l'époque de sa naissance, d'une perte blanche
contre laquelle on avait inutilement épuisé tous
les secours de la pharmacie. La petite malade
avait perdu l'embonpoint, la fraîcheur et la gaîté
naturelles à son âge; elle était faible et languissante, et l'abondance de l'écoulement augmentait
de jour en jour l'épuisement.

La malade était dans cet état le 1.er juin 1823, lorsque M. Galtier, son médecin, la mit à l'usage des eaux ferrugineuses de Flourens, à la dose d'un demi-litre, par demi-verre, à demi-heure de distance l'un de l'autre.

Huit jours après avoir commencé ce traitement, la perte avait diminué sensiblement; quelque temps après elle était moins abondante, et vers la fin de juillet elle avait entièrement cessé.

Pendant l'usage des eaux minérales, M.lle de *** prit de l'appétit, de l'embonpoint, de la fraîcheur, et tous les signes d'une bonne santé.

X.e OBSERVATION.

Diarrhée atonique.

M.lle ***, âgée de vingt-trois ans, habitant à Villefranche, avait depuis cinq ou six ans une diarrhée qui se manifestait chaque année au commencement de l'été, et durait jusqu'à la fin de cette saison. Cette demoiselle avait beaucoup souffert de cette maladie; elle était devenue maigre, pâle, et avait perdu l'appétit, le sommeil, les forces et la gaîté; le découragement existait même à un haut degré, et la malade avait les plus vives inquiétudes sur sa santé.

Ce fut dans ces circonstances que M. le docteur Pugens, alors médecin à Villefranche, conseilla l'usage des eaux ferrugineuses de Flourens. A son arrivée à Toulouse, le 15 août 1823, Mlle *** avait la diarrhée depuis une vingtaine de jours ; elle allait trois ou quatre fois à la selle dans la journée, et une couple de fois pendant la nuit ; les matières étaient liquides et d'une couleur variable ; il n'existait aucun symptôme d'irritation dans les voies digestives.

Je fis commencer l'emploi des eaux minérales le 19 août, à Toulouse, à la dose d'un demi-litre, à prendre pendant le déjeuner, coupées avec un peu de vin.

Pendant les cinq premiers jours de ce traitement, le nombre des selles diminua progressivement, et l'appétit devint meilleur.

Le 24 août la malade n'alla qu'une seule fois à la selle ; les jours suivans il n'y en eut pas, et ensuite la malade éprouva un peu de constipation.

Enfin, dans l'espace de quinze jours, les organes de la digestion remplissaient bien toutes leurs fonctions, et Mlle *** avait repris l'appétit, des forces, un embonpoint et une fraîcheur dont elle n'avait pas joui depuis bien longtemps. Elle partit guérie dans les premiers jours de septembre pour retourner au sein de sa famille.

XI.e OBSERVATION.

DIGESTION LABORIEUSE.

M. ***, âgé de vingt-neuf ans, demeurant à Toulouse, éprouvait, depuis six mois environ, une difficulté de digérer tellement souffrante, qu'il redoutait de prendre des alimens. Après chaque repas, et pendant le premier temps de la digestion, il ressentait un malaise général, des douleurs sourdes à l'estomac, des bouffées de chaleur à la face, des nausées et des angoisses qui très-souvent s'accompagnaient de syncope. Si le malade voulait prévenir ce dernier accident, il était obligé de s'allonger sur un lit de repos pendant deux ou trois heures, ce qui le privait de se livrer à ses occupations.

M. *** avait fait usage de plusieurs médicamens toniques, et notamment des préparations martiales, sans aucun succès. Il était devenu très-maigre, faible, et sa maladie avait singulièrement affecté ses facultés morales.

Ce fut dans ces circonstances, en juin 1823, que M. le docteur Idrac lui prescrivit les eaux ferrugineuses de *Sainte-Magdelaine*, à la dose de demi-litre chaque matin, et ensuite à celle d'un litre par jour.

Après avoir pris quelques bouteilles de ces
eaux, le malade éprouva une amélioration sensible : il digéra avec moins de difficulté ; les jours
suivans les digestions furent de plus en plus fa-
ciles, et enfin, au bout de quinze jours de traitement, M. *** n'éprouvait aucune incommodité après avoir mangé, et il avait repris des
forces et de l'embonpoint. Depuis cette époque
il n'y a pas eu de rechute.

XII.e OBSERVATION.

Perte blanche ancienne.

M.me ***, âgée de trente-six ans, demeurant
à Toulouse, avait depuis deux ans une perte blanche fort abondante, qui avait résisté à tous les
moyens hygiéniques et pharmaceutiques propres
à augmenter la tonicité des organes. La malade
avait la face pâle et languissante, les yeux cer-
nés ; elle éprouvait des tiraillemens continuels à
l'estomac ; l'appétit était nul, les digestions labo-
rieuses, les mouvemens s'exécutaient avec lenteur ; enfin tout annonçait un état général de
débilité. M. le docteur Gaillard consulté dans ces
circonstances, le 6 septembre 1823, conseilla l'emploi des eaux ferrugineuses de *Sainte-Magdelaine,*
d'abord à la dose d'un verre le matin à jeun,
qu'il porta par gradation jusqu'à cinq par jour.

L'appétit se réveilla le cinquième jour de l'usage des eaux; le dixième jour la perte commença à diminuer, la malade mangea avec plaisir, et consentit à faire une promenade. Dès ce moment les progrès vers la guérison allèrent chaque jour en augmentant : après vingt-cinq jours de ce traitement, l'appétit, l'embonpoint, la fraîcheur, la gaîté, étaient revenus, et la perte blanche avait entièrement cessé. Cependant Mme *** fit encore usage des eaux de Flourens pendant tout le mois d'octobre. La perte blanche n'a plus reparu, et la santé n'a pas été altérée depuis cette époque.

XIII.ᵉ OBSERVATION.

Affection scorbutique.

Une femme âgée de soixante-six ans, habitant à Toulouse, alla consulter M. le docteur Gaillard, le 9 septembre 1823, pour un ulcère scorbutique noirâtre situé à la partie externe de la jambe droite, sur lequel on avait appliqué plusieurs emplâtres sans aucun succès. On voyait aussi, sur le même membre, un assez grand nombre de varices, et quelques taches livides de diverses dimensions. La malade avait en même temps des aphtes à l'intérieur de la bouche; les gen-

cives ulcérées laissaient sortir un sang noirâtre
d'une odeur fétide, lorsqu'on les pressait légèrement ; le pouls était petit et lent, l'appétit
presque nul, l'embonpoint avait beaucoup diminué, les traits étaient affaissés ; enfin cette femme
annonçait tous les caractères d'une diathèse scorbutique au deuxième degré.

M. Gaillard ayant eu connaissance des bons
effets que les eaux minérales de Flourens avaient
produits dans un cas à-peu-près semblable, conseilla à sa malade l'usage de cette boisson, à la
dose d'une bouteille par jour, ainsi qu'un régime approprié à son état, et fit en outre employer la même eau, soit en gargarisme, soit
en lotions ou en douches, sur la partie ulcérée.

Dix jours après avoir commencé ce traitement, la tuméfaction de la bouche avait disparu, les gencives n'offraient aucune trace d'ul-
cération, l'appétit était revenu un peu; toutefois
l'ulcère, dont la surface égalait une pièce de
cinq francs, était restée stationnaire.

Le dix-huitième jour l'amélioration continua,
l'ulcère avait un meilleur aspect ; il ne saignait
pas aussi facilement.

Le vingt-quatrième jour tout allait pour le
mieux ; la cicatrisation avait commencé, l'ulcère
était réduit au diamètre d'une pièce de deux
francs, et les taches avaient disparu.

Le trente-huitième jour la grandeur de l'ulcère,
égalait tout au plus celle d'une pièce de dix
sols ; l'appétit, l'embonpoint et les forces étaient
revenus.

Le quarante-quatrième jour l'ulcère n'existait plus, mais la cicatrice était si faible, qu'elle
se déchirait à la plus légère pression, ce qui
engagea le médecin à faire continuer l'usage des
eaux ferrugineuses jusqu'au soixante-cinquième
jour, époque à laquelle la cicatrice était soli-
dement établie, et la malade ne présentait plus
aucune trace du scorbut. Il n'y a pas eu de
rechute.

XIV.e OBSERVATION.

CATARRHE CHRONIQUE DE LA VESSIE.

M. ***, âgé de soixante-quatre ans, demeurant à Toulouse, éprouvait depuis plusieurs années tous les symptômes d'un catarrhe chronique de la vessie, contre lequel il avait essayé
divers remèdes appropriés à cette maladie ; il
avait même été, pendant trois années consécutives, prendre les bains d'Audinac, sans en avoir
obtenu aucun succès.

Le malade ressentait souvent, surtout dans
les temps humides ou orageux, des douleurs
très-violentes dans les voies urinaires, qui don-

naient lieu à des émissions rapprochées de quelques gouttes d'une urine bourbeuse, ce qui l'obligeait à passer la plus grande partie de la journée dans le bain, et à boire des tisanes délayantes.

« Il y avait près de trois ans que j'étais dans
» cet état (c'est le malade qui parle), lorsque
» M. le docteur Cany me conseilla de faire usage
» des eaux ferrugineuses de Flourens, que je
» commençai à prendre à la fin de novembre
» 1823, à la dose d'un litre chaque matin à jeun,
» pendant vingt jours consécutifs. Mes urines
» s'éclaircirent de suite; j'urinai plus rarement,
» en plus grande quantité, et avec moins de
» douleur. Je ne pris plus de lavemens ni bains,
» et je marchai plus facilement. Auparavant je
» sentais en marchant, à l'extrémité du canal,
» l'effet qu'aurait produit un poids qui y aurait
» été suspendu; cette incommodité disparut. Au
» bout de vingt jours je fis une pause de quel-
» ques jours, à la suite de laquelle mes urines
» s'épaissirent de nouveau, ce qui m'engagea à
» reprendre les eaux, que je continue encore en
» me reposant de temps en temps.

» Depuis que je bois les eaux ferrugineuses
» de Flourens, c'est-à-dire depuis sept mois en-
» viron (je n'ai pris pendant tout ce temps au-
» cun autre remède), je n'ai pas éprouvé une
» seule crise, quoique l'hiver ait été fort long

» et fort humide à Toulouse. J'urine encore
» à la vérité avec un peu de douleur; mais seu-
» lement chaque trois heures. Ces eaux me don-
» nent de l'appétit, et me purgent un peu lors-
» que j'en reprends l'usage. Je considère les eaux
» de Flourens comme le seul remède adoucissant
» convenable à mon état. »

XV.e OBSERVATION.

AFFECTION SCROFULEUSE.

Un enfant âgé de neuf ans, demeurant à Toulouse, atteint du vice scrofuleux, ressentit, dans
le commencement du mois de mars 1824, une
douleur intense à la cuisse gauche. Après quelques jours de repos, elle se dissipa pour se ma-
nifester au côté gauche de la poitrine. Pendant
une quinzaine de jours cette douleur fit éprouver dans cette partie des élancemens intoléra-
bles; ils s'accompagnaient de fièvre lente, d'in-
somnie, d'inappétence, etc. Un dépôt considérable fut le fruit de ce travail. L'abcès s'ouvrit
de lui-même, et donna issue à une abondante
quantité de matière sanguinolente très-fétide.
Quelques jours après, et pendant le travail de
la cicatrisation, la partie supérieure et externe
de la cuisse du même côté devint le siége de dou-

leurs insupportables, qui résistèrent à l'application des sangsues et des cataplasmes émolliens. Les symptômes persistèrent; le gonflement devint considérable; l'os, ou au moins son enveloppe, semblait participer à l'inflammation; la fièvre lente continua, et le malade refusant de prendre aucun remède, dépérit de jour en jour, et tomba dans le marasme le plus parfait. Il était encore dans cet état le 20 mai, lorsque M. le docteur Auguste Larrey prescrivit les eaux ferrugineuses de Flourens, à la dose d'une bouteille ordinaire par jour, à prendre dans la matinée.

Dès le troisième jour de l'usage de ces eaux, les douleurs s'apaisèrent, le gonflement commença à diminuer, l'appétit revint, et le malade put se tenir assis sur son lit.

Le sixième jour les symptômes inflammatoires avaient beaucoup diminué; l'enfant fit quelques pas dans la chambre. Enfin, dans l'espace de quinze jours, la tumeur eut disparu; le malade marcha sans douleur, quoiqu'il boitât un peu; l'appétit, l'embonpoint et les forces étaient revenus, et tout annonçait le retour certain de la santé. Depuis cette époque la constitution de cet enfant s'est singulièrement fortifiée. Il a continué à boire les eaux jusqu'au 1.er juillet.

OBSERVATIONS

De quelques maladies traitées avantageusement par l'emploi des eaux ferrugineuses de Sainte-Magdelaine de Flourens, *bues à la source.*

PREMIÈRE OBSERVATION.

Tumeur lymphatique simulant le Squirre.

Mme ***, âgée de vingt-trois ans, d'un tempérament lymphatique nerveux, d'une très-grande sensibilité, nourrice de son premier enfant, éprouva, le 1.er janvier 1822, une maladie aiguë, de long cours, fixée sur les organes abdominaux, qui se prolongea jusqu'au 7 avril suivant, et fit cesser l'allaitement. Vers la fin de ce mois Mme *** ressentit, après s'être exposée à la pluie, une légère douleur intérieure correspondant à l'aine droite, sans aucun changement de couleur à la peau, qui s'agrava dans peu de temps au point de rendre la locomotion impossible. L'application des sangsues opéra une détente favorable, et donna lieu à l'apparition du flux menstruel, qui n'avait pas encore paru depuis la gros-

sesse; mais ce soulagement fut passager : la douleur augmenta ensuite par degrés au point de
devenir intolérable, malgré l'emploi soutenu de
la méthode antiphlogistique, et l'on fut obligé
d'avoir recours à l'opium pour procurer quelques momens de calme.

En examinant plus attentivement les parties
douloureuses, on découvrit une tumeur dure
d'un volume considérable, profondément située
dans le bas-ventre, très-sensible à la pression,
où la malade ressentit, pendant plus d'un mois,
des souffrances atroces, qui jetèrent, à la lon-
gue, cette jeune dame dans le marasme le plus
complet.

Vers la fin de juin, les douleurs s'apaisèrent
et changèrent de nature; elles étaient lancinan-
tes, et ne se montraient même que par intervalles plus ou moins longs. Cependant la tumeur
avait conservé le même volume et acquis encore
plus de dureté.

Le 13 juillet cet état persistait au même degré, malgré qu'on eût employé, pour résoudre
la tumeur, les médicamens appelés fondans, tels
que les sucs d'herbes purs et coupés avec le lait,
le mercure doux, etc., etc. Toutefois les douleurs n'étaient pas aussi rapprochées, ce qui per-
mettait à la malade de se tenir debout, et de
faire même quelques pas dans la chambre.

Ce fut dans ces circonstances que M. le docteur Idrac, médecin à Toulouse, fit transporter
sa malade aux eaux minérales de *Sainte - Magdelaine*, où elle séjourna pendant trente jours.
M.me *** commença d'abord par avaler un
verre de cette eau chaque matin ; mais peu de
jours après, ne pouvant la supporter à jeun, elle
se borna à n'en faire usage qu'à ses repas ; ensuite
elle en but un ou deux verres entre le déjeuner et
le dîner. Pendant les huit premiers jours la malade n'obtint qu'un léger amendement dans son
état ; mais au bout de quinze jours elle éprouva
une amélioration bien sensible ; l'appétit était
meilleur, l'embonpoint semblait renaître, les
forces étaient revenues un peu, la tumeur avait
diminué de la moitié, et les douleurs ne se fe-
saient sentir que très-légèrement et après de longs
intervalles ; enfin tout allait pour le mieux, lorsque M.me *** se laissant gouverner par le desir
de hâter sa guérison, outre - passa les bornes
qu'on lui avait prescrites, ce qui rappela les
douleurs et fit enrayer le traitement. Après quelques jours de repos, devenue plus docile à suivre les nouveaux avis de son médecin, la malade ne tarda pas à éprouver la continuation
des bons effets des eaux ferrugineuses de Flourens. A peine huit jours s'étaient écoulés, c'est-
à-dire le 8 août, les douleurs avaient presque
entièrement cessé, la tumeur ne formait plus

qu'un très-petit volume ; l'appétit, les forces, l'embonpoint, la gaîté, étaient revenus, et enfin tout annonçait le retour certain de la santé. La guérison fut complette le 13 août.

Mme *** retourna alors au sein de sa famille, et depuis cette époque sa santé ne s'est pas dérangée ; elle est devenue enceinte une seconde fois, a eu une grossesse et les couches les plus heureuses, et a même allaité son enfant sans le moindre inconvénient.

IIe OBSERVATION.

ÉTAT SABURRAL DES VOIES DIGESTIVES.

M. ***, propriétaire à Toulouse, âgé de soixante-cinq ans, était atteint, depuis plusieurs années, d'un état saburral des organes digestifs, pour lequel il avait pris beaucoup de remèdes sans aucun avantage. Au mois de mai 1822, le malade avait encore un dégoût absolu pour toute espèce d'alimens ; la langue était fort chargée d'un enduit jaunâtre, l'haleine fétide, le teint blafard ; les fonctions de la digestion s'exécutaient avec lenteur, l'embonpoint et les forces avaient beaucoup diminué. Ce fut alors que feu M. le docteur Bernat conseilla au malade d'aller à cheval chaque jour à Flourens prendre les eaux ferrugineuses à la source, ce qui fut exécuté ponctuellement.

Pendant l'usage de cette boisson médicinale, le malade fut purgé chaque jour; la langue se nettoya et prit dans peu de temps une couleur vermeille, la fétidité de l'haleine disparut, l'appétit, l'embonpoint et les forces revinrent; enfin, au bout d'un mois, la guérison était parfaite. M. *** n'a cessé depuis cette époque de jouir d'une bonne santé.

IIIe OBSERVATION.

CATARRHE TRÈS-ANCIEN DE LA VESSIE.

M. ***, ecclésiastique, âgé de soixante-deux ans, doué d'une forte constitution, était atteint, depuis quarante ans environ, d'un catarrhe de vessie qui avait été pris pendant fort long-temps pour une maladie calculeuse, pour lequel il avait suivi successivement les conseils de divers médecins, et avait même été prendre les eaux de Bagnères-de-Luchon, ainsi que celles de Bigorre, pendant plusieurs années, sans aucun succès; ce qui l'avait entièrement découragé, et lui avait fait abandonner tout traitement.

Ayant entendu parler, par les journaux de Toulouse, des propriétés médicinales de la fon-

taine ferrugineuse de *Sainte-Magdelaine*, M.***
voulut essayer ce nouveau remède; et pour en
retirer tous les avantages possibles, il alla habi-
ter à Flourens le 14 juillet 1823, afin de prendre l'eau à la source. La dose la plus élevée fut
de douze à quatorze verres dans les vingt-quatre heures.

A cette époque le malade était tourmenté
jour et nuit; à chaque instant, par le besoin
d'uriner; les urines coulaient presque goutte à
goutte, avec douleur, et entraînaient avec elles
un peu de mucosités. Il éprouvait, en outre,
une pesanteur considérable dans les reins, et
des douleurs presque continuelles au bas-ventre,
ce qui rendait la marche pénible.

Après le troisième jour de l'usage des eaux,
M. *** fut abondamment purgé; il allait cinq
à six fois à la selle chaque jour, et ces évacuations, loin de l'affaiblir, rendirent son corps plus
agile; les urines coulèrent en abondance, et char-
rièrent une grande quantité de matières semblables à la glaire d'œuf; le besoin d'uriner ne
fut pas si fréquent, les douleurs du bas-ventre
et la pesanteur des reins diminuèrent progressivement.

Le 15 août, le malade était dans l'état le plus
satisfaisant; au lieu d'uriner chaque cinq à six
minutes, comme auparavant, il gardait l'urine,
sans difficulté, pendant deux heures environ;

ce liquide coulait par un jet assez fort, sans douleur, et ne déposait qu'une très-petite quantité de matières muqueuses ; le sommeil était rarement troublé, l'appétit excellent, la marche libre ; enfin tout annonçait une amélioration aussi grande qu'inespérée.

Alors je fis suspendre l'usage des eaux de Flourens pendant un mois. A son retour à la source de *Sainte-Magdelaine*, le 15 septembre, la situation de M. *** était la même qu'au 15 août.

Après un second mois de traitement, tout allait pour le mieux ; l'évacuation des urines se fesait naturellement, et chaque trois ou quatre heures seulement ; l'embonpoint, les forces et la fraîcheur étaient considérables ; enfin une foule de circonstances favorables semblaient déposer pour faire croire à la possibilité d'une guérison inattendue. M. *** quitta la source de Flourens le 15 octobre, où je l'engageai à revenir au printemps et en automne, pendant plusieurs années consécutives, afin d'éviter le retour de la maladie.

———————

Les observations que j'ai rapportées dans cette Notice doivent suffire pour prouver les vertus médicinales des eaux ferrugineuses de *Sainte-*

Magdelaine de Flourens, dans le traitement des maladies atoniques. J'aurais pu en augmenter considérablement le nombre, surtout en fesant connaître toutes celles que ma pratique m'a fourni l'occasion d'observer ; mais j'ai aimé mieux, pour des raisons que l'on appréciera facilement, prendre mes preuves parmi les expériences que mes collègues ont faites à ce sujet.

Il est donc permis aujourd'hui d'espérer avec fondement que la fontaine minérale de Flourens rivalisera de célébrité, lorsqu'elle sera généralement connue, avec les eaux ferrugineuses les plus renommées de France. Quoi de plus propre en effet à seconder l'action médicinale de cette source, que l'influence du site où la nature l'a placée ! La beauté du climat, la fertilité du sol, la situation élevée du plateau où est l'hôtellerie, l'air vif et pur qu'on y respire, les points de vue magnifiques qui s'offrent de tous côtés, les promenades délicieuses qui avoisinent la fontaine, la proximité d'une grande ville, qui présente constamment de nombreuses ressources, et où l'on peut aller chaque jour se procurer de nouveaux sujets de distraction ; tous ces avantages, dis-je, que très-peu d'établissemens d'eaux minérales possèdent à un si haut degré, ne peuvent qu'augmenter puissamment l'efficacité des eaux ferrugineuses de *Sainte-Magdelaine de Flourens*, et par conséquent contribuer à rendre la santé aux personnes qui viendront la demander à cette source (*).

(*) Un abrégé de cette Notice ayant été communiqué à la Société de médecine de Toulouse, je ne crois pas inutile de faire connaître à mes lecteurs l'opinion de cette compagnie savante sur cet ouvrage, en rapportant ce qu'en a dit M. le docteur Ducasse, secrétaire général, dans, le procès - verbal de la séance publique du 15 mai 1824.

« Les propriétés physiques des eaux minérales de
» *Sainte-Magdelaine de Flourens*, connue dans le pays
» sous le nom de *Font-Rouge*, la nature de sa com-
» position chimique, sont exposés dans un mémoire
» dont M. Cany vous a donné lecture. Après avoir dé-
» crit la situation des lieux où la source se trouve pla-
» cée, les constructions qu'on a faites pour l'y recevoir,
» la beauté du site, la pureté de l'air qu'on y res-
» pire, et les avantages que présente surtout aux étran-
» gers le voisinage d'une grande ville, dont les prin-
» cipales eaux des Pyrénées se trouvent privées, l'auteur
» entre dans quelques développemens au sujet de ses
» vertus médicinales, et sur le mode particulier de son
» administration. La présence du fer, que l'analyse chi-
» mique qui en a été faite avec beaucoup de soin y a
» démontrée, les fait naturellement assimiler aux eaux
» minérales ferrugineuses les plus connues, telles que
» celles de Spa, Forges, Passy, Cransac, etc., et les
» rend essentiellement toniques et apéritives. Faut-il
» s'étonner que M. Cany en ait retiré de si grands suc-
» cès dans diverses maladies qui dépendaient de la fai-
» blesse des organes, ou de la prédominance du système

» lymphatique ? La chlorose asthénique , la métrorrhagie
» spasmodique , la leuchorrée chronique , l'ictère , la
» diarrhée par faiblesse , le catarrhe ancien de la vessie ,
» en ont éprouvé des effets remarquables , et le plus
» souvent une guérison aussi rapide qu'inattendue. Es-
» pérons que cet établissement dirigé par notre collègue ,
» mieux connu et mieux apprécié , acquerra enfin ce
» degré de célébrité qu'il mérite , et que nos conci-
» toyens trouveront presque chez eux , dans ces eaux
» ferrugineuses, les mêmes avantages qu'ils allaient cher-
» cher à grands frais dans les contrées étrangères. »

TARIF

Du Prix journalier de la Pension et du Loge-
ment pour les Personnes qui viennent pren-
dre les Eaux de Ste-Magdelaine de Flourens,
chez M. Lefebvre, Propriétaire de l'Établis-
sement.

Ire TABLE.

	fr.	c.
Pour les Messieurs et les Dames. . . .	4	» »
Pour les Enfans.	2	5o

IIe TABLE.

Pour les Messieurs et les Dames. . . . 3	» »
Pour les Enfans. 2	» »
Pour les Domestiques de l'un et de l'autre sexe. 2	» »

N.^a Le prix des Eaux est compris sur le prix de
la journée.

www.ingramcontent.com/pod-product-compliance
Lightning Source LLC
Chambersburg PA
CBHW032308210326
41520CB00047B/2355